OLHOS

OLHOS

Newton Kara José
Regina Carvalho Oliveira

EDITORA
CONTEXTO

Coleção
Conhecer & Enfrentar

Coordenadores
Dr. Paulo Palma
Dr. Carlos Domene

Preparação
Rose Zuanetti

Projeto gráfico
Tania Ferreira de Abreu

Diagramação
Niulze Aparecida Rosa

Ilustração de capa
Mônica Arghinenti

Revisão
Sandra Brazil
Rose Zuanetti

Dados Internacionais da Catalogação na Publicação (CIP)
(Câmara Brasileira do Livro, SP, Brasil)

José, Newton Kara.
Olhos / Newton Kara José, Regina Carvalho Oliveira. 3. ed. – São Paulo: Contexto, 2001. – (Conhecer & Enfrentar).

ISBN 85-7244-080-1

1. Oftalmologia. 2. Olhos – Doenças. 3. Olhos – Doenças – Tratamento I. Título. II. Série.

97-3583 CDD-617.71
NLM-WW 475

Índices para catálogo sistemático:
1. Oftalmologia: Doenças: Ciências médicas 617.71

2001

Todos os direitos desta edição reservados à
EDITORA CONTEXTO (Editora Pinsky Ltda.)
Diretor editorial Jaime Pinsky
Rua Acopiara, 199 – Alto da Lapa
05083-110 – São Paulo – SP
PABX/FAX: (11) 3832 5838
contexto@editoracontexto.com.br
www.editoracontexto.com.br

SUMÁRIO

À Lídia, esposa amantíssima, e aos meus filhos,
Newton, César, Paula, Andréa e Flávio;
razão dos meus esforços.

Ao Cássio, companheiro e amigo,
e aos meus pais, Darnay e Zenaide,
que sempre apoiaram meus projetos.

INTRODUÇÃO

A visão é responsável por 80% do contato do homem com o mundo exterior. Assim, nada mais justo do que protegê-la contra doenças, acidentes, mantendo seu bom funcionamento.

Neste livro, você encontrará informações para esclarecer dúvidas e preservar seus olhos. Esperamos também ajudá-lo a romper com muitas crendices populares que ainda estão vivas, apesar das descobertas científicas.

Aconselhamos que você não procure o vizinho ou o melhor amigo para resolver seus problemas oculares, por mais bem intencionados que eles sejam. O mais seguro é procurar um oftalmologista que indicará as providências necessárias e corretas para o seu caso.

E nunca se esqueça: não há limite de idade para consultar um oftalmologista. Assim, crianças, adolescentes, jovens e idosos; todos podem e devem cuidar dos olhos.

ANATOMIA E FISIOLOGIA DO GLOBO OCULAR

O olho está localizado dentro de uma cavidade óssea, apoiado em uma camada protetora de gordura que amortece eventuais impactos. Os ossos da face, as sobrancelhas, as pálpebras e os cílios também servem como proteção para os olhos.

A movimentação ocular se dá através de seis músculos existentes em cada olho. O paralelismo dos olhos é mantido através da ação sincronizada desses 12 músculos.

Nos cantos internos das pálpebras, próximos ao nariz, existem dois pontos lacrimais (um superior e um inferior) responsáveis pelo escoamento da lágrima para o nariz e para a garganta. As glândulas lacrimais principais, que fabricam a lágrima, localizam-se do lado oposto e próximo à sobrancelha (*fig. 1*).

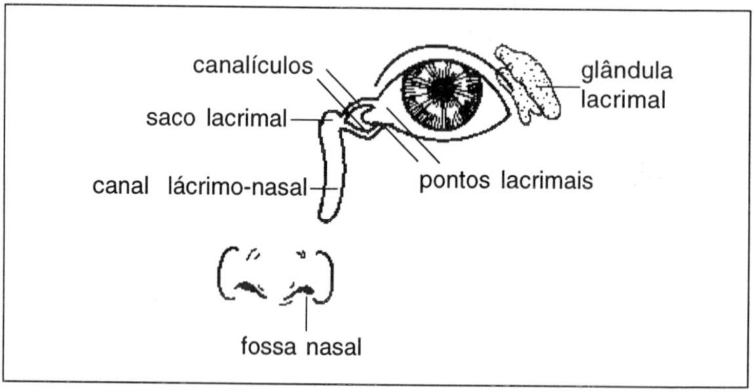

Figura 1: Aparelho lacrimal

Sistema ocular

Podemos dividir o sistema ocular em duas partes: olho e anexos (*fig. 2*).

Olho

- Esclera: Parte branca do olho, opaca, responsável pela proteção ocular.
- Córnea: Estrutura transparente localizada antes da íris (parte colorida do olho). Suas funções são permitir a entrada de luz no olho, direcionando seus raios luminosos, e protegê-lo, como se fosse o vidro de um relógio.
- Coróide: Camada vascular do olho, de cor castanha escura; atua na nutrição.
- Humor aquoso: Líquido transparente situado entre a córnea e a íris e entre a íris e o cristalino; responsável pela pressão ocular e pela nutrição de uma parte do olho.
- Íris: Disco colorido com um furo no meio (pupila); controla a quantidade de luz que entra no olho (semelhante ao diafragma de uma máquina fotográfica).
- Pupila: Orifício central na íris, popularmente chamado de "menina do olho", que regula a entrada de luz no olho. A pupila é controlada pela íris e se dilata quando há pouca luz e se contrai quando há muita luz, permitindo um bom funcionamento da retina.
- Cristalino: Lente biconvexa, transparente, situada atrás da pupila; atua direcionando os raios luminosos para a retina e, para tanto, é capaz de modificar seu formato.
- Humor vítreo: Estrutura gelatinosa transparente que preenche a área localizada entre o cristalino e a retina; sua função é manter a forma do olho.
- Retina: Camada interna do olho onde se localizam as células cones (responsáveis pela visão central e das cores) e células bastonetes (responsáveis pela visão periférica e noturna). Transforma os estímulos luminosos em elétricos.

- Mácula: Área central da retina onde se localizam os cones; é responsável pela visão mais apurada.
- Nervo óptico: Conjunto de fibras que, partindo da retina, leva os estímulos elétricos até a área de visão no cérebro.

Anexos

Os olhos necessitam de proteção e de lubrificação que são oferecidas pelos anexos:

- Pálpebras: As pálpebras são dobras (superior e inferior) que abrem e fecham deixando ou não o olho exposto. Têm como função espalhar a lágrima e proteger os olhos de traumas, luz e exposição ao meio ambiente. O piscar involuntário ocorre numa freqüência de 12 vezes por minuto. Quando estamos em estado de atenção, esse ritmo diminui muito; quando falamos ou movimentamos a cabeça, o ritmo aumenta. O piscar tem como finalidade proteger o olho contra objetos que se aproximam, distribuir o filme lacrimal sobre a córnea e remover restos de células e sujeiras depositadas sobre ela.
- Cílios: Pêlos curtos e finos que protegem os olhos, retendo as partículas de pó, poeira, fuligem etc. suspensas no ar.
- Sobrancelhas: Pêlos curtos que se situam na parte superior do globo ocular cuja função também é de proteção.
- Conjuntiva: Membrana fibrovascular que recobre a esclera na porção visível do olho e a área interna das pálpebras; sua elasticidade permite que os olhos se movimentem para os lados.
- Gordura: O tecido gorduroso serve de proteção e preenche a cavidade óssea onde o olho se localiza.
- Aparelho lacrimal: Composto pelas glândulas lacrimais (responsáveis pela produção da lágrima) e pelo conduto de escoamento da lágrima até o nariz (*fig. 1*).
- Lágrima: Líquido produzido pelas glândulas lacrimais que tem como função lubrificar, nutrir e proteger a córnea e a conjuntiva, evitando também o atrito e seu ressecamento. Uma parte da lágrima evapora e a outra parte desce para o nariz.

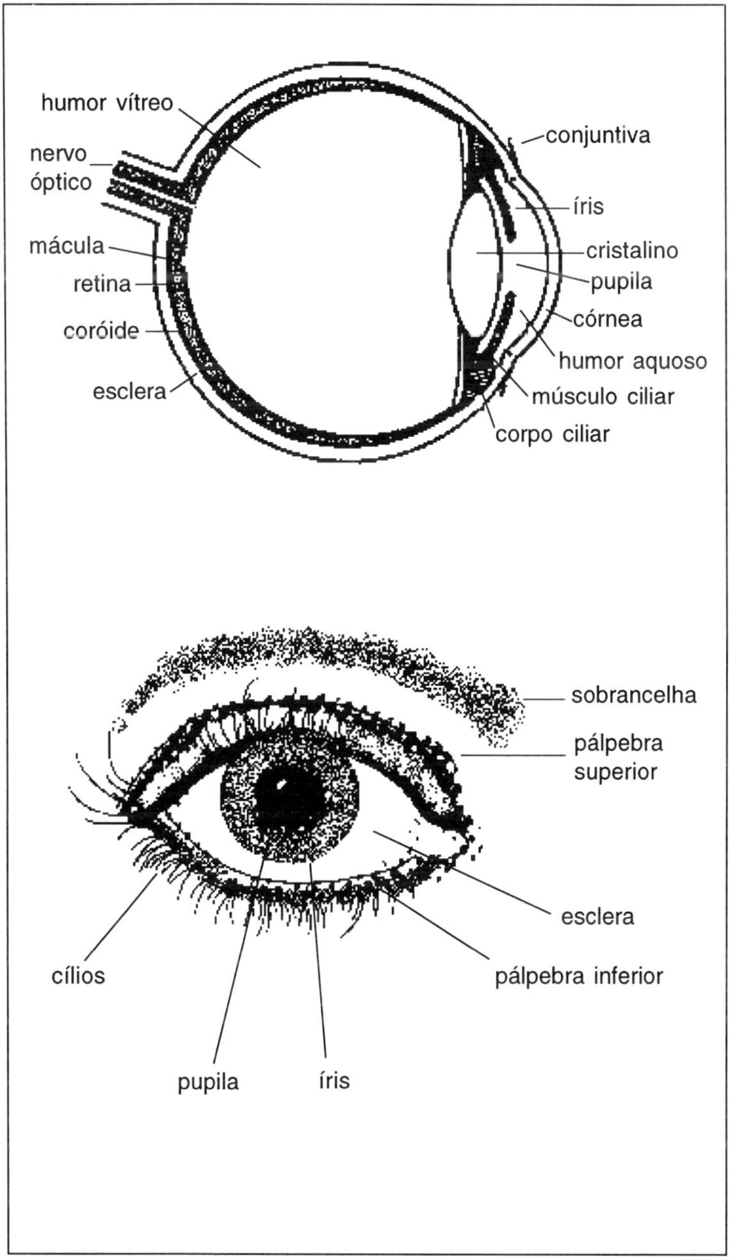

Figura 2: Olho e seus anexos

Como conseguimos ver?

A luz entra pelo olho, passando pela córnea, humor aquoso, pupila, cristalino, humor vítreo, retina, onde é transformada em estímulo elétrico que, por sua vez, é enviado através do nervo óptico até o córtex occipital (região posterior da cabeça).

Para podermos ver, todas as camadas por onde a luz passa devem ser transparentes; o sistema de condução deve estar íntegro e o cérebro capaz de interpretar a mensagem.

O recém-nascido enxerga tanto quanto sabe falar ou andar; se todas as estruturas oculares estiverem em perfeita ordem, ele desenvolverá a visão normalmente. O cérebro receberá as informações enviadas pelo olho e as armazenará. Essas informações funcionam como um banco de dados de um computador e estimulam o desenvolvimento da capacidade visual da criança – que ocorre até os 5 anos. Daí a importância de se desenvolver a visão até essa idade. O adulto que enxerga pouco desde o nascimento continuará enxergando sempre mal, não havendo nenhuma cirurgia ou tratamento que solucione sua deficiência.

Desenvolvimento da visão

Recém-nascido – Apenas percebe a luz, pois a mácula ainda não está totalmente desenvolvida. Por essa razão, é comum se verificar movimentos descoordenados nos olhos dos recém-nascidos.

Três meses – Já apresenta reflexo de fixação, pois a área macular está estruturada. Consegue seguir um objeto com o olhar.

Quatro meses – Inicia-se a coordenação e a visão dos dois olhos.

Nove meses – Inicia-se a visão de relevo; a criança já consegue ter noção de distância e de formas.

Dois anos – Visão de aproximadamente 50%.

Quatro anos – Visão de aproximadamente 70%.

Cinco anos – Visão igual à do adulto: 100% de visão.

PROBLEMAS OCULARES NO RECÉM-NASCIDO E NA CRIANÇA

Conjuntivite no recém-nascido

Toda irritação da membrana que recobre o olho e a parte interior das pálpebras (conjuntiva) é chamada de conjuntivite. Ela apresenta como sinal comum a aparência do olho – que fica vermelho –, porém suas causas são muitas: vão desde uma simples irritação até uma alergia ou infecção. O tratamento varia de acordo com a causa.

As conjuntivites irritativas, caracterizadas por olho vermelho, sensação de areia e pouca quantidade de secreção esbranquiçada, podem ser aliviadas com compressas frias. Por outro lado, as conjuntivites alérgicas, as infecciosas e as crônicas devem ser avaliadas e tratadas por especialistas.

O mito:

Conjuntivite no recém-nascido não é perigoso. Basta pingar leite materno nos olhos do bebê, lavá-los com água boricada ou usar qualquer colírio que tudo se resolve.

A verdade

Quando a conjuntivite aparece logo no primeiro dia de vida, geralmente é irritativa – relacionada com o colírio de nitrato de prata a 1% de uso obrigatório na hora do nascimento –, mas não ocasiona problema ocular.

Porém, se o recém-nascido apresenta conjuntivite após o segundo dia de vida, o caso é muito sério, normalmente relacionado com a ação de bactérias, sendo a da gonorréia a mais perigosa. Este tipo de conjuntivite aparece nos dois olhos e provoca grande inchaço das pálpebras (dificultando a sua abertura), além de intensa produção de secreção amarelada, que rapidamente reaparece após a limpeza.

Se não for tratada imediatamente, pode levar à cegueira em poucos dias. O tratamento em geral é feito com antibióticos sob forma de injeção e colírios.

O mito:

Criança com conjuntivite só deve usar colírio fraco e nunca antibiótico, para que os olhos não se acostumem. Caso contrário, quando precisar realmente, o antibiótico não fará mais efeito.

A verdade

Criança com conjuntivite infecciosa deve ser tratada com colírio antibiótico prescrito pelo oftalmologista. Este tipo de colírio não "vicia" e só deve ser usado quando realmente necessário.

Os colírios ditos "fracos" ("água-com-açúcar") não são recomendáveis para conjuntivites infecciosas, pois não apresentam resultados satisfatórios. Eles só devem ser usados caso o médico encontre alguma alteração ocular no recém-nascido. Na dúvida, entre em contato com seu oftalmologista.

Catarata congênita

A opacificação do cristalino, ou catarata, pode ocorrer no nascimento – catarata congênita –, após trauma, com o uso freqüente de corticóides, em pessoas portadoras de doenças como diabetes, ou pode aparecer com o avançar da idade.

O mito:

Recém-nascido com catarata congênita só poderá ser operado quando crescer.

A verdade

O recém-nascido portador de catarata congênita nos dois olhos deve ser submetido a cirurgia o mais rapidamente possível (nos primeiros meses de vida), visto que, para a visão se desenvolver, é necessário que as estruturas oculares estejam transparentes desde o nascimento. Algumas cataratas congênitas podem ocorrer em apenas um olho ou aparecer meses após o nascimento.

A criança pode ainda ter catarata causada por traumatismo, uso de corticóide ou por doenças intra-oculares. Nesses casos a cirurgia, quando indicada, não precisa ser realizada com tanta urgência.

Glaucoma congênito

O mito:

Criança nunca sofre de glaucoma.

A verdade

A presença de buftalmia (globo ocular grande) e córnea edemaciada (inchada e azulada), com lacrimejamento constante e fotofobia (horror a luz), indicam a existência de glaucoma congênito ou outra doença ocular no recém-nascido.

Glaucoma congênito ocorre em função do aumento da pressão do olho e o tratamento é cirúrgico e deve ser realizado precocemente. O glaucoma congênito é uma das causas mais frequentes de cegueira em crianças e, na maioria dos casos, aparece nos dois olhos. Ele pode evoluir para o descolamento de retina, hemorragias internas oculares e atrofia do globo ocular, enfraquecendo a visão.

Lacrimejamento no recém-nascido

O mito:

O lacrimejamento no recém-nascido não é perigoso. Geralmente se cura sozinho.

A verdade

Lacrimejamento no recém-nascido nunca é normal. A causa mais comum (principalmente quando ocorre apenas em um olho) é a obstrução das vias lacrimais (canal da lágrima entupido). A obstrução congênita das vias lacrimais acomete cerca de 33% dos bebês, sendo que a maioria dos casos tem cura espontânea, ou com massagens e uso de colírio antibiótico. Mas, se não houver solução, deve ser feita uma sondagem das vias lacrimais antes do primeiro ano de vida.

Outras causas de lacrimejamento no recém-nascido são: conjuntivite, corpo estranho de córnea, úlcera de córnea e glaucoma congênito. Todas elas necessitam de tratamento imediato.

Retinoblastoma

O mito:

Pupila branca é sempre sinal de catarata.

A verdade

Nem sempre a pupila branca (leucocoria) no recém-nascido significa que ele é portador de catarata congênita; pode tratar-se de uma retinopatia do recém-nascido (doença que acomete os prematuros quando se expõem a alta concentração de oxigênio na incubadora) ou retinoblastoma (tumor ocular).

Em ambos os casos o tratamento deve ser imediato.

Toxoplasmose

O mito:

Bichinhos de estimação não fazem mal à saúde das crianças.

A verdade

As fezes de gato, cachorro e aves podem transmitir uma doença que provoca inflamação interna (uveíte), podendo levar à perda de visão.

Já que o perigo está no contato com as fezes do animal, uma boa solução é treiná-lo para que faça suas necessidades em local apropriado. Mais importante ainda é ensinar a criança a não colocar a mão na boca e habituá-la a lavar as mãos sempre que brincar com o bichinho. Areia de playground também constitui foco de contaminação, se não for bem cuidada. Os princípios de higiene são fundamentais nesse caso.

Para se ter uma idéia da gravidade desta doença, se uma gestante tiver toxoplasmose, seu filho poderá nascer com déficit visual irreversível (leia também *Gravidez*, da mesma coleção).

Vícios de refração

O olho emetrope é aquele normal que foca os raios de luz na retina. O olho míope, cujo tamanho é maior do que o normal, foca os raios de luz antes da retina. O olho hipermetrope, menor do que o normal, foca os raios de luz após a retina (*fig. 3*). E o olho do astigmático deforma a imagem, pois apresenta irregularidades na curvatura da córnea e/ou do cristalino.

O míope tem dificuldade de enxergar à distância; o hipermetrope, ao contrário, tem dificuldade de enxergar objetos próximos; e o astigmático pode ter dificuldade de enxergar das duas maneiras (ele vê as linhas horizontais e/ou verticais distorcidas).

Crianças míopes

Geralmente os míopes apertam os olhos para enxergar melhor e costumam aproximar muito os objetos dos olhos. As crianças portadoras de miopia, que ainda não usam óculos, normalmente são mais tímidas, preferem atividades como leitura ou pintura, que possam desenvolver próximo das mãos.

Crianças hipermetropes

É comum as crianças portadoras de hipermetropia, que não usam óculos, sentirem dores de cabeça, tonturas, cansaço visual; principalmente se estão lendo, escrevendo, pintando ou brincando com objetos próximos aos olhos. Geralmente as crianças hipermetropes são mais dispersivas e dão preferência a brincadeiras ao ar livre.

Crianças astigmáticas

As crianças portadoras de astigmatismo, que não usam óculos, podem apresentar dores de cabeça, ardor ocular e olhos vermelhos, quando submetidas a esforços visuais para perto e para longe. Ao iniciar o uso dos óculos, as crianças astigmáticas costumam apresentar desconforto ocular (imagens distorcidas). A tendência é que a distorção desapareça com a freqüência do uso (em poucas horas ou dias).

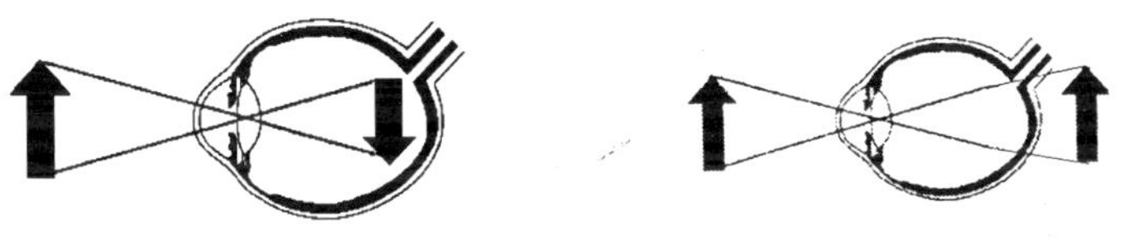

Figura 3: Olho míope e olho hipermetrope

Armações e tipos de lentes de óculos para crianças

Dependendo do tipo de armação, a criança pode ou não usar os óculos receitados pelo oftalmologista. Devemos lembrar que a criança deve ter a liberdade de escolher a armação que achar melhor, mas sempre deve ser orientada pelo profissional e pelos pais sobre a validade de sua escolha. Atente aos lembretes e recomendações na hora de comprar óculos para as crianças:

Lembretes e recomendações
• A armação deve estar de acordo com o tamanho do rosto da criança. • Os óculos não devem apertar o nariz e atrás das orelhas. • Dar preferência a hastes com alça, que prendam na orelha da criança. • Trocar a armação sempre que ela estiver distorcida. • Convém escolher material resistente (acrílico) em vez das armações de metal. A primeiras distorcem menos e são mais resistentes aos jogos e às brincadeiras das crianças. • Caso haja necessidade de usar tampão nos óculos, evite colocar fita adesiva na lente; coloque-a na armação. • Em relação às lentes dos óculos, não se esqueça de que, quando forem de vidro, devem ser endurecidas para evitar lesão ocular em casos de acidente. • As lentes de acrílico são mais leves e dificilmente quebram, porém riscam com muita facilidade. Converse com seu médico sobre a melhor opção para a criança.

O mito:

Meu filho não sabe nem falar direito, por isso ainda não é hora de levá-lo para fazer um exame oftalmológico.

A verdade

O fato de a criança ser ainda muito nova não impede que se realizem os exames oftalmológicos.

Recomenda-se que toda criança seja examinada aos dois, quatro e seis anos de idade, ou ainda em qualquer momento, quando alguma anormalidade em seus olhos ou em seu comportamento visual for notada.

Algumas crianças precisam usar óculos desde o primeiro ano de vida, por exemplo, nos casos de catarata congênita e estrabismo. Mas lembre-se de que não há idade fixa para se procurar um oftalmologista!

O mito:

Se os pais usam óculos, o filho também usará.

A verdade

Quando os pais usam óculos com lentes acima de sete graus, há uma tendência maior de os filhos precisarem usá-los desde pequenos. Isto não é uma regra absoluta. Porém, recomenda-se aos pais que se enquadram neste caso levarem seus filhos com dois anos de idade ao oftalmologista; ou antes, caso percebam alguma anormalidade visual.

O mito:

Meu filho enxerga apenas com um olho, por isso não deixo que ele force a visão.

A verdade

O fato de uma criança enxergar apenas com um olho não acarreta nenhum esforço visual extra ao outro olho que enxerga. Nenhum tipo de atividade visual convencional pode fazer mal nesse caso.

Por sua vez, o adulto com visão monocular pode se habilitar para dirigir carros de passeio, mas tem limitações para manobrar veículos de carga, ônibus e pilotar aviões.

O mito:

Se uma criança começa a usar óculos, nunca mais vai deixá-los.

A verdade

Óculos não viciam. Quando uma criança tem que usar óculos, é porque não enxerga perfeitamente em razão de miopia (globo ocular maior que o normal), hipermetropia (globo ocular menor que o normal) ou astigmatismo (irregularidade na forma da córnea e/ou do cristalino). Se você privar uma criança de usar óculos, seu rendimento escolar e o desenvolvimento de sua visão podem ser prejudicados.

É importante lembrar que as lentes dos óculos somente direcionam os raios de luz para o lugar certo, isto é, a retina. Assim, nos casos de miopia, as lentes empurram a imagem para trás (lentes divergentes); nos hipermetropes, trazem a imagem para frente (lentes convergentes); nos astigmáticos, as lentes corrigem a imagem distorcida (lentes cilíndricas).

O mito:

Prefiro que meu filho use lentes de contato a óculos, assim ele não machuca o nariz, fica mais bonito e o grau não aumenta.

A verdade

As lentes de contato normalmente não são indicadas para crianças menores de 13 anos. Por serem colocadas sobre a córnea, elas podem levar a graves alterações oculares quando usadas incorretamente. Além do que, o uso de lentes de contato exige maturidade e conhecimento dos sinais e sintomas de perigo. Elas apenas são recomendadas para crianças quando a finalidade é terapêutica e não estética; mesmo porque, lentes de contato não estabilizam a visão.

O mito:

Criança que estuda demais acaba tendo de usar óculos, porque a leitura enfraquece a visão.

A verdade

O desenvolvimento da visão está relacionado a estímulos visuais; é importante deixar a criança usar a visão para que possa desenvolvê-la. Assim, nenhum esforço visual é prejudicial ao olho, ao contrário, é um exercício para a visão.

Tem-se a impressão de que, cada vez mais, as crianças estão usando óculos; na verdade, ocorre que hoje o acesso a exames oftalmológicos e de correção é muito maior. O número de pessoas que necessitam de óculos vai aumentando de acordo com a idade e com as atividades visuais. Até os 17 anos, 15% dos escolares necessitam de correção óptica; esta cifra sobe para 55% entre as pessoas de 18 a 40 anos de idade.

O mito:

Ler com pouca luz prejudica a visão, especialmente na infância.

A verdade

Ler com pouca luz só é ruim para quem não consegue ler sem uma luz forte; o excesso ou a insuficiência de iluminação cansam e dificultam a leitura, porém não prejudicam os olhos. Deve-se ler sob boa luz, ou seja, a fonte de iluminação não deve provocar sombras nem reflexo no objeto de leitura ou de trabalho.

O mito:

Luz fluorescente prejudica a visão.

A verdade

Luz fluorescente (luz branca) não prejudica a visão.

As crianças podem estudar em ambientes com qualquer tipo de luz: branca = fluorescente; amarela = lâmpada convencional; halógena etc., desde que não esteja falhando (piscando) ou fazendo sombra no papel, o que provoca cansaço visual e irritação após algum tempo de estudo.

O mito:

Computador prejudica a visão; por isso não deixo meu filho que já usa óculos ficar muito tempo na frente da tela.

A verdade

O computador exige um esforço visual que pode levar ao cansaço, porém não causa lesão nos olhos. O cansaço pode ocorrer por excesso de atividade (sem intervalos) ou simplesmente pela falta de óculos. Verifique se a criança fica comodamente sentada à frente da máquina e se a tela está localizada na altura dos seus olhos.

Mesmo os adultos devem regular sua necessidade de intervalos para descansar, quando trabalham à frente do computador. A indicação é parar a atividade por alguns minutos ao sentir cansaço. Deixar os olhos fechados ou fixar um ponto distante (olhando para longe). Compressas de água fria também dão alívio aos sintomas.

O mito:

Não deixo meu filho ficar muito próximo à tela da TV porque isto pode prejudicar sua visão.

A verdade

As televisões não emitem raios que possam prejudicar os olhos. Porém é mais confortável sentar-se pelo menos a 1 m do aparelho de televisão. Na verdade, convém não deixar a criança horas e horas em frente à TV, porque ela acaba perdendo muito tempo em situação passiva, em vez de desenvolver atividades que estimulem a reflexão e a destreza corporal.

O mito:

Coitadinha da criança que precisa usar óculos!

A verdade

O uso de óculos não prejudica a criança, ao contrário, é um auxílio para que ela possa enxergar confortavelmente. Sem contar que o bom funcionamento dos olhos é um dos fatores mais importantes do desenvolvimento intelectual. Devemos ter pena das crianças que não podem comprar óculos para poder enxergar e que por isso têm seu desenvolvimento prejudicado!

O mito:

A criança cega ou com visão fraca não pode freqüentar escola comum.

A verdade

A criança cega ou deficiente visual deve freqüentar escola comum, pois raciocina como qualquer outra criança; só não enxerga como as outras.

Para suprir as dificuldades existentes, deverá receber orientação suplementar com uma professora especializada em reabilitação de deficientes visuais. Talvez também necessite de auxílio óptico especial, lentes de aumento, lupas ou telelupas que ampliam as imagens. Além disso, o convívio sadio com outras crianças serve de estímulo para seu desenvolvimento sensório-motor e para sua adaptação ao mundo.

O mito:

Daltonismo tem cura se tratado logo na infância.

A verdade

Não existe cura para o daltonismo. O daltônico apresenta incapacidade de reconhecer as cores verde e vermelha e, em alguns casos mais complicados, ele só percebe as cores branca, preta e cinza. O oftalmologista poderá fazer um teste de percepção de cores em crianças com mais de 4 anos.

O daltonismo é congênito, isto é, passa de mãe para filho, atingindo quase exclusivamente os homens. As mulheres costumam ser apenas portadoras da doença, mas não a desenvolvem.

A inflamação do nervo óptico ou a intoxicação medicamentosa podem alterar a visão das cores, nestes casos procure logo um oftalmologista.

Estrabismo e ambliopia

O mito:

Levar um susto, ter uma febre alta ou ficar exposto ao vento forte pode virar os olhos para dentro.

A verdade

Vento, chuva, poeira ou qualquer fenômeno da natureza não provocam estrabismo. Cada olho possui seis músculos que, para manter os olhos em posição paralela, devem apresentar uma sincronia de movimentos. O estrabismo ocorre por um desequilíbrio na força desses músculos, levando o olho para dentro (convergente), para fora (divergente), para cima ou para baixo (vertical). O desequilíbrio muscular que pode levar ao estrabismo é congênito, mas também pode ser causado por trauma local, diabetes e doenças degenerativas.

Quando existe estrabismo e o olho desviado manda ao cérebro uma imagem totalmente diferente da enviada pelo olho que se encontra em posição correta, ocorre uma supressão da imagem do olho desviado, isto é, o cérebro não registra a imagem enviada pelo olho "torto".

É bom frisar que o olho "torto" não desenvolverá a visão enquanto não ficar na posição correta e não for estimulado a enxergar. O olho com visão mais fraca é chamado de amblíope.

O mito:

Estrabismo sara sozinho.

A verdade

Até os seis meses de vida, a criança pode apresentar movimentos descoordenados dos olhos, ou ficar estrábica por alguns segundos. Porém, depois dessa idade, se ela apresentar qualquer alteração no paralelismo dos olhos, deve passar por uma consulta oftalmológica, a fim de evitar que o estrabismo se torne permanente e a criança desenvolva ambliopia (olho mais fraco; preguiçoso).

O mito:

Se eu levar meu filho estrábico ao oftalmologista, ele vai querer operá-lo!

A verdade

Nem todo estrabismo necessita de cirurgia. As etapas para o tratamento do estrabismo são as seguintes:

1. uso de óculos (quando há necessidade);
2. oclusão do olho com melhor visão (com tampão), para poder estimular o olho amblíope (preguiçoso, mais fraco) a enxergar;
3. cirurgia, se necessário.

O mito:

Quanto maior o grau dos óculos, pior é a visão.

A verdade

Temos de diferenciar quantidade de grau e qualidade de visão. Podemos encontrar crianças usando óculos de grau alto mas com uma qualidade de visão satisfatória; bem como outras com óculos de grau baixo e qualidade de visão ruim por problemas oculares, tais como ambliopia, estrabismo, cicatrizes etc.

Conjuntivite alérgica

O mito:

Não tem remédio, meu filho é muito alérgico, por isso coça o nariz e os olhos insistentemente.

A verdade

Quando a criança é alérgica, pode apresentar uma conjuntivite (coceira, sensação de areia, lacrimejamento, olho vermelho e fotofobia – aflição de abrir os olhos na claridade) que permanece até a puberdade. Essa conjuntivite deve ser vigorosamente tratada, para evitar complicações irreversíveis.

O ato de coçar os olhos é muito prejudicial, podendo causar irritação, vermelhidão, doenças da córnea (ceratocone – córnea cônica), queda da pálpebra e inclusive facilitar infecções. O tratamento geralmente é feito com uso de colírio antialérgico e compressas de água fria.

Inflamações das pálpebras

O mito:

Bolinha na pálpebra sempre é tumor.

A verdade

Geralmente uma "bolinha" na borda da pálpebra, próxima aos cílios, significa que uma das glândulas palpebrais se obstruiu. Existem glândulas superficiais que se obstruídas recebem o nome de *terçol* (hordéolo externo); e outras, mais profundas, que inflamadas recebem o nome de *calázio* (hordéolo interno).

O terçol sempre se resolve espontaneamente entre três e cinco dias, por isso os diversos tratamentos caseiros são dispensáveis.

Os hordéolos internos, ou calázio, resultam da obstrução de glândulas maiores localizadas no meio da pálpebra e nem sempre se curam com tratamento clínico. A aplicação de pomada oftálmica e de compressas de água morna costuma dar bons resultados. Caso isso não resolva, o calázio pode ser removido cirurgicamente.

O mito:

As caspas do couro cabeludo podem infectar os cílios.

A verdade

Caspas nos cílios recebem o nome de blefarite, que é uma inflamação na pele das pálpebras, onde estão os cílios. É diferente da caspa do couro cabeludo e não passa da cabeça para os olhos. A blefarite deve ser tratada, pois leva à queda de cílios e, se as caspinhas entram dentro do olho, tornam-se irritativas, podendo ocasionar úlcera de córnea. O tratamento é simples mas deve ser freqüente, pois a blefarite reincide: consiste de limpeza da borda palpebral com xampu neutro após compressas de água morna.

Acidentes oculares

O mito:

Em se tratando de crianças, acidentes são sempre imprevisíveis.

A verdade

Pesquisas mostram que a grande maioria dos acidentes oculares ocorrem entre os cinco e 14 anos de idade, sendo que 75% se dão com o sexo masculino. Geralmente esses acidentes ocorrem quando a criança está brincando, mas com certeza eles podem ser evitados.

Veja como evitar alguns acidentes oculares em crianças:

Acidente		Prevenção
Queimadura térmica ocular por líquido escaldante na panela.	⇒	Vire o cabo da panela para dentro do fogão.
Queimadura química ocular por produto de limpeza.	⇒	Mantenha longe do alcance das crianças todos os produtos de limpeza.
Queimadura por fogos de artifício.	⇒	Não ofereça às crianças rojões, bombinhas ou qualquer outro tipo de fogos de artifícios.
Perfuração ocular.	⇒	Não forneça às crianças tesouras, facas, ou qualquer objeto pontiagudo. Evite deixar a criança bater ferro contra ferro; uma lasca pode perfurar o olho.

O mito:

Criança fica sempre segura no banco de trás do automóvel.

A verdade

Criança deve permanecer no banco de trás do veículo e sempre usando cinto de segurança. No entanto, muitos pais descuidam e deixam que ela fique na posição mais perigosa: no banco de trás debruçada sobre os dois bancos da frente. Nesse vão entre os dois bancos dianteiros, a criança está totalmente solta e indefesa.

É preciso tomar cuidado, porque, se ocorrer um acidente, a criança poderá sofrer traumatismos graves na cabeça, especialmente na região dos olhos.

O OLHO DO ADULTO E DO IDOSO

O olho humano sofre muitas modificações até os 20 anos de idade. Dos 20 aos 40 anos, permanece relativamente estável. Porém, a partir daí ocorrem muitas alterações, entre elas a perda gradual da elasticidade do cristalino, levando à dificuldade de enxergar de perto e à meia-distância. A isso dá-se o nome de "presbiopia" – a popular "vista cansada" ou "braço curto".

Assim, é comum a pessoa necessitar de óculos para perto (para poder ler a uma distância de 33 cm), e posteriormente para meia-distância (para poder ler a uma distância de 50 cm). Essa perda é gradativa e tende a piorar com o avanço da idade.

Presbiopia

O mito:

Quem começa a usar óculos para perto não se livra mais deles; e o grau vai sempre aumentando.

A verdade

Óculos para perto não viciam. O que você vai perceber é que com eles sua capacidade de atenção e seu rendimento no trabalho aumentam. Depois dos 45 anos de idade, todos vão precisar de óculos para perto, com exceção de alguns casos de miopia.

O que escraviza não são os óculos mas, sim, o conforto!

O mito:

Os míopes melhoram a visão depois dos 40 anos de idade.

A verdade

Dizem que o míope melhora a visão após os 40 anos, porque enquanto as outras pessoas, com a idade, necessitam de óculos para poder ler, o míope compensa a falta de foco para perto tirando os óculos e levando os objetos a uma pequena distância dos olhos.

As pessoas que têm hipermetropia, miopia alta ou astigmatismo podem precisar de óculos para longe e para perto (graus diferentes); ou optar por usar óculos bifocais (as duas distâncias nos mesmos óculos, com linhas divisórias visíveis). As que necessitam de boa visão para meia-distância usam multifocal (todas as distâncias nos mesmos óculos, sem linhas divisórias visíveis).

O mito:

Ler com pouca luz após os 40 anos de idade faz a visão ficar mais fraca.

A verdade

Depois dos 40 anos, o adulto necessita de mais luz para poder ler porque sua retina se torna menos sensível. Porém, isso não significa que a leitura num ambiente mais escuro acarrete perda de visão.

Uso de óculos e de lentes de contato

O mito:

Tirar e colocar os óculos a todo momento prejudica a visão.

A verdade

Muitas pessoas não precisam usar óculos o tempo todo, usam meia-armação ou os colocam quando necessário. Colocar e tirar os óculos seguidamente não prejudica os olhos e nem provoca aumento de grau. O hábito de alternar lentes de contato e óculos também não acarreta nenhum problema óptico.

O mito:

Usar lentes de contato por muitas horas faz mal aos olhos.

A verdade

O tempo de uso das lentes de contato depende das condições particulares do olho e do tipo de lentes utilizadas.

Há muito tempo se pesquisa um material que permita seu uso seguro e ininterrupto por vários dias. Ainda hoje, o mais recomendado é que as lentes sejam removidas diariamente dos olhos. Todo usuário deve ter também um par de óculos com grau para usar imediatamente, se a lentes começarem a irritar os olhos, ou mesmo para alternar rotineiramente o uso de lentes e de óculos.

O mito:

Quem usa óculos não deve praticar esportes: vôlei, tênis, basquete, futebol...

A verdade

O uso de óculos não é contra-indicado na prática de esportes, porém, usar lentes de contato às vezes é mais apropriado. As lentes não atrapalham os movimentos, não caem do rosto e não quebram sob impacto.

Em alguns esportes, como tênis, basquete, *squash* e natação, o uso de óculos de proteção, mesmo para os que não necessitam de correção óptica, é recomendado.

O mito:

Ler na praia é perigoso para os olhos.

A verdade

Ler na praia pode ser bom, mas não sem a devida proteção. Hoje se sabe que a exposição prolongada aos raios ultravioleta prejudicam os olhos e podem provocar catarata e degeneração da retina. Essas lesões vão aparecer muitos anos mais tarde e só serão evitadas com a adoção de medidas preventivas.

A medida mais eficaz é usar óculos escuros com proteção contra raios ultravioleta durante a exposição ao sol.

O mito:

Óculos escuros baratos podem fazer mal aos olhos.

A verdade

Não importa se os óculos são caros ou baratos, o importante é que tenham proteção contra raios ultravioleta. Use; abuse; não saia ao sol sem eles! Inclusive o fato de os óculos terem proteção contra raios ultravioleta não encarece o produto.

O mito:

É possível melhorar a visão com exercícios oculares.

A verdade

Nenhum exercício ocular consegue fazer uma pessoa deixar de usar óculos. Como vimos, a miopia, a hipermetropia e o astigmatismo estão relacionados à anatomia do globo ocular e exercício nenhum consegue modificar isso.

Exercitar a visão é o melhor remédio. As pessoas com visão fraca por doença ocular e as que não enxergam bem, mesmo usando óculos, devem ser estimuladas a realizar tarefas visuais por longo tempo. Assim, conseguirão melhorar a capacidade de interpretar o que estão vendo. Mesmo que não enxerguem nada nitidamente, "usando os olhos" poderão cada vez mais entender as "pistas visuais" que caracterizam determinado objeto. E isso efetivamente não acontecerá se elas ficarem de olhos fechados, com medo, e economizando a visão.

O mito:

Ler praticando exercícios físicos, por exemplo na bicicleta ergométrica ou na esteira, é perigoso. Pode causar descolamento da retina.

A verdade

Ler, assistir TV ou fazer qualquer esforço visual durante exercícios físicos – na esteira, na bicicleta etc. – não prejudica os olhos, não descola a retina!

Por isso, você pode continuar perdendo seus quilinhos e mantendo-se bem informado!

O mito:

O uso de lentes de contato estabiliza o grau.

A verdade

O uso de lentes de contato, sejam rígidas ou gelatinosas, não altera o crescimento do globo ocular. Isto quer dizer que o míope está se enganando se continua a usar as lentes o tempo todo, pensando que com isso conseguirá estabilizar seu grau.

Seu olho continuará crescendo se tiver de crescer, e conseqüentemente também o seu grau. É importante saber que as lentes de contato ideais não devem deformar a córnea.

O mito:

As lentes de contato podem sair do lugar e ir para trás do olho – fundo do olho – até chegar ao cérebro!

A verdade

As lentes não vão para o fundo do olho e muito menos alcançam o cérebro. Quando ela se desloca e fica embaixo da pálpebra superior ou inferior, é facilmente removível. Basta um pouco de treino.

O mito:

Lentes de contato rígidas, de material acrílico, provocam "calosidade" nos olhos.

A verdade

A córnea é muito sensível à dor, qualquer agressão desencadeia desconforto e essa reação é absolutamente necessária para a proteção do olho.

A diminuição da sensibilidade da córnea – por doenças oculares, pelo uso excessivo de lentes de contato etc. – é muito perigosa, pois facilita o aparecimento de infecção e é uma contra-indicação ao uso de lentes de contato.

Pode haver modificação na freqüência do piscar dos olhos no início do uso das lentes, ao mesmo tempo em que a córnea vai se adaptando à presença do "corpo estranho". Espera-se que o olho rapidamente suporte a nova situação e mantenha um funcionamento aceitável.

As lentes de contato ideais não devem provocar qualquer alteração nas estruturas oculares. É necessário que as alterações induzidas pelas lentes se mantenham dentro de um limite seguro.

O oftalmologista é o responsável pela avaliação do relacionamento olho/lente de contato, e, para isso, é fundamental que o usuário seja acompanhado nos primeiros dias de adaptação, que faça exames periódicos e tenha fácil acesso ao especialista quando ocorrer qualquer anormalidade ou precisar esclarecer dúvidas. É o médico que vai determinar o tempo de uso das lentes de contato, baseado nas reações de cada indivíduo.

O mito:

Para trabalhar com computador é melhor usar óculos do que lentes de contato, pois estas "secam" os olhos.

A verdade

Normalmente, o ser humano pisca uma vez a cada 5 segundos. Quando você está prestando atenção em alguma coisa, a freqüência do piscar cai muito. Com isso, você pode ter a sensação de olho seco e ardor, e vai fechar um pouco os olhos e apertar seu canto interno com os dedos, o que provoca um grande alívio.

Nessas ocasiões, se você for usuário de lentes de contato, pode achar que o ressecamento ocular se deve às lentes; mas o mesmo ocorreria se você estivesse de óculos.

Como as lentes ficam dentro dos olhos, você sente mais essa diminuição da freqüência do piscar; assim, convém fazer uma pausa (de 15 minutos a cada duas horas de trabalho ou quando sentir cansaço) ou usar um colírio lubrificante prescrito pelo seu oftalmologista caso fique muito tempo em frente à tela do computador.

O mito:

Peguei AIDS usando lentes de contato de uma pessoa portadora do vírus.

A verdade

Até onde a medicina tem conhecimento sobre a AIDS, é praticamente impossível contraí-la ao entrar em contato com a lentes ou lágrimas de um aidético.

O mito:

Uma vez que se esteja usando lentes de contato duras, não se pode trocá-las por lentes gelatinosas.

A verdade

Lentes de contato de material rígido podem ser trocadas pelas de material gelatinoso desde que o usuário se adapte às novas características das lentes gelatinosas, a saber:

- Sendo portador de astigmatismo, pode ser que o indivíduo não consiga ter boa visão usando lentes gelatinosas, pois as comuns não conseguem corrigir todo o grau do astigmatismo;

- As lentes gelatinosas precisam de cuidados de assepsia diferentes, em geral mais trabalhosos e dispendiosos do que os exigidos pelas lentes rígidas;
- Lentes gelatinosas provocam com maior freqüência reações alérgicas e úlceras infecciosas, por isso o seu usuário precisa ser orientado para reconhecer os sinais e os sintomas de perigo;
- Há diferença na durabilidade das lentes; em geral as gelatinosas duram menos;
- A maneira de colocar e retirar as lentes gelatinosas difere das lentes rígidas; um pequeno treino é necessário.

O mito:

Lavar as lentes duras com saliva é a melhor maneira de deixá-las limpas.

A verdade

Existem vários produtos de limpeza especiais para as lentes de contato e a saliva não está nessa relação. Além de não limpar, pode ocasionar doenças oriundas de perigosos microorganismos existentes na boca.

O mito:

Não existem lentes de contato ideais.

A verdade

Diversos tipos de lentes de contato existem e foram desenvolvidos para atender as diferentes necessidades dos usuários. Não existe um tipo de lentes de contato melhor do que outro.

Após analisar as necessidades do paciente, o exame dos olhos e o resultado dos testes de adaptação, o oftalmologista decidirá o que é melhor para o paciente. A finalidade desse processo é proporcionar maior segurança e menor possibilidade de complicação.

Todo usuário de lentes de contato deve fazer exame oftalmológico anual.

O mito:

As lentes de contato gelatinosas podem grudar nos olhos de quem fica olhando para faíscas.

A verdade

As lentes de contato gelatinosas nunca derretem e nunca grudam nos olhos. Mas assim como não convém ficar exposto ao sol sem a proteção de óculos escuros, não é bom olhar durante muito tempo para a claridade provocada por faíscas ou pelo fogo, pois ela pode prejudicar a retina.

O mito:

Ler com o texto muito próximo dos olhos pode ser prejudicial à visão.

A verdade

Ler com os olhos muito próximos de qualquer texto não prejudica os olhos; pode ser desconfortável e, se a postura da cabeça não for boa, pode forçar a coluna.

É preciso tomar cuidado com a postura do pescoço nos trabalhos prolongados! As costas devem permanecer apoiadas na cadeira e o pescoço nunca deve ficar tensionado.

O mito:

Ler num veículo em movimento faz mal para os olhos.

A verdade

Ler durante o trajeto do ônibus, do trem, do avião ou do carro não prejudica os olhos. Esse tempo "ocioso" pode ser aproveitado para diversos trabalhos ou leituras, dependendo evidentemente de cada pessoa: algumas chegam a sentir enjôo, outras podem ler à vontade sem problemas.

O mito:

Em leituras prolongadas não se deve usar luz amarela, pois ela prejudica a visão.

A verdade

A má iluminação pode provocar cansaço visual quando se realizam esforços prolongados de leitura, porém não prejudica a visão em si e nem o olho; apenas o rendimento é que diminui.

O ideal é ler com luz branca; porém, se houver iluminação adequada, sem formar sombras no papel, a luz amarela pode ser utilizada.

O mito:

Cenoura faz bem para os olhos.

A verdade

Uma dieta rica em frutas, legumes e vegetais faz bem à saúde como um todo, mas não se pode estabelecer uma relação direta entre o bom funcionamento dos olhos e a alimentação. Quem precisa usar óculos, continuará usando mesmo mantendo uma dieta equilibrada.

O mito:

A maioria das dores de cabeça são causadas por problemas visuais.

A verdade

É muito comum a dor de cabeça se originar de problemas oftalmológicos. Porém, existem muitas outras causas que levam à cefaléia: sinusite, problemas de articulação dentária, problemas de coluna vertebral, má digestão, tensão emocional, tumores cerebrais, meningite etc.

A dor de cabeça de origem oftalmológica tem as seguintes características:

- aparece após esforço visual;
- é frontal ou sobre os olhos;
- é freqüente;
- não aparece logo depois de um sono tranqüilo;
- melhora no período de férias ou descanso;

- normalmente é diferente da enxaqueca. Esta é acompanhada de enjôo, de dor muito mais forte e, em geral, a pessoa precisa ficar em repouso num quarto escuro;
- costuma passar com a interrupção da atividade visual.

O mito:

Qualquer portador de miopia ou astigmatismo pode se submeter à cirurgia corretiva.

A verdade

Quem tem necessidade de usar óculos de grau e deseja se submeter à cirurgia precisa se informar bem, pois nem todos os casos se enquadram aos pré-requisitos médicos e às conveniências do paciente:

1. A cirurgia corretiva é rápida, com anestesia local tópica. Pode ser feita em clínicas ou hospitais que tenham o aparelho e a higiene adequados.
2. Faz-se primeiro a cirurgia de um olho e, em geral, depois de duas semanas a do outro. A técnica destes dois tipos de cirurgia – com *excimer laser* ou ceratotomia radial – é bem desenvolvida e segura. O pós-operatório é rápido e praticamente não necessita do afastamento do paciente de suas atividades profissionais.
3. Para que o *laser* atinja o local certo, o oftalmologista retira a primeira camada da córnea (epitélio) e programa o *laser* para remover uma determinada quantidade de estroma (outra camada da córnea). Na ceratotomia radial, o oftalmologista programa os cortes radiais (semelhante às marcas das horas de um relógio) e, caso haja necessidade, os cortes para a correção do astigmatismo. O número de cortes está relacionado com a quantidade de graus que o paciente possui, porém, dificilmente ultrapassa oito cortes.

4. No caso do *laser*, após a cirurgia se coloca uma lente terapêutica gelatinosa. Ela é retirada, em geral, depois de três a cinco dias de uso contínuo.

5. Nas duas técnicas cirúrgicas, os resultados não podem ser 100% previstos. Cada pessoa pode reagir de uma maneira diferente à cirurgia. Existe um padrão médio de comportamento preestabelecido, porém, em medicina, cada caso é um caso. Assim, existe a possibilidade de não se corrigir o grau desejado.

6. Caso permaneça a necessidade de uso de óculos após a cirurgia, pode acontecer do paciente não mais se adaptar ao uso de lentes de contato.

7. Outras complicações são a distorção da córnea (com diminuição da visão) e a infecção.
   No caso de cirurgia com *excimer laser* pode ocorrer a opacificação corneana (branqueamento da córnea) permanente ou temporária, podendo demorar meses para desaparecer.

8. Recomenda-se, após a cirurgia, evitar banhos de mar e piscina, esportes em geral, coçar o olho operado e usar cremes e maquiagens na região ocular, no período de um mês.

9. Devido a presbiopia, essa cirurgia não é muito recomendada após os 40 anos de idade, pois corrigindo a miopia haveria a necessidade de óculos para perto. Também só é recomendada a partir de 21 anos, quando a miopia já está estacionada.

   Portadores de anomalias corneanas, doenças retinianas ou qualquer outra doença ocular não devem ser submetidos à cirurgia de miopia.

10. Atualmente um número maior de cirurgias são feitas com *excimer laser*.

O mito:

A cirurgia de miopia a laser *é a melhor porque é mais moderna.*

A verdade

A cirurgia de miopia a *laser* é a mais moderna realmente, com grandes chances de sucesso. Mas a ceratotomia radial é também uma boa cirurgia caso se tenha em torno de 3 graus de miopia e pouco astigmatismo (por volta de 2 graus).

Como seqüelas, pode-se ficar com a visão embaçada e com maior sensibilidade à luz no caso da cirurgia a *laser*. Já na ceratotomia radial, há a possibilidade de se começar a ver as luzes com reflexo, como se se estivesse vendo através de um vidro molhado. As duas técnicas têm seus prós e contras; é preciso conversar com o oftalmologista.

O mito:

Tenho miopia e hipermetropia e por isso não posso doar minhas córneas.

A verdade

Tendo miopia, hipermetropia ou astigmatismo, sendo idoso ou jovem, em qualquer desses casos é possível doar as córneas tranqüilamente. Só não podem ser utilizadas córneas de pessoas que tiveram perfurações oculares; ceratocone (doença que altera a curvatura da córnea); distrofias corneanas; doenças degenerativas (como AIDS); que já se submeteram à cirurgia de glaucoma ou sofreram seqüelas pós-doença ocular.

Milhares de pessoas ainda continuam cegas por falta de doadores de córneas. Felizmente, de acordo com a nova lei, todo brasileiro já é um doador em potencial; isto aumentará muito o número de transplantes, o que vai melhorar a qualidade de vida de muita gente.

O mito:

Pode-se fazer transplante de olho?

A verdade

A única parte do olho que pode ser transplantada é a córnea e a probabilidade de sucesso, nesse caso, é muito grande.

É muito importante saber que convém retirar as córneas do doador nas primeiras seis horas após seu falecimento, para diminuir a possibilidade de comprometimento do órgão.

PROBLEMAS OCULARES NO ADULTO E NO IDOSO

As principais doenças que causam cegueira após os 40 anos de idade são as seguintes:

Glaucoma

Doença ocular que provoca lesão no nervo óptico e campo visual podendo levar a cegueira. Na maioria dos casos, ocorre pressão intraocular alta (*fig 4*). A maioria dos aumentos de pressão ocular (crônicos) apresenta sinais e sintomas somente em fase avançada, quando ocorreu grande perda do campo visual (perda irreversível).

O glaucoma crônico atinge, em geral, pessoas acima de 35 anos de idade. O tratamento cirúrgico é indicado somente quando o

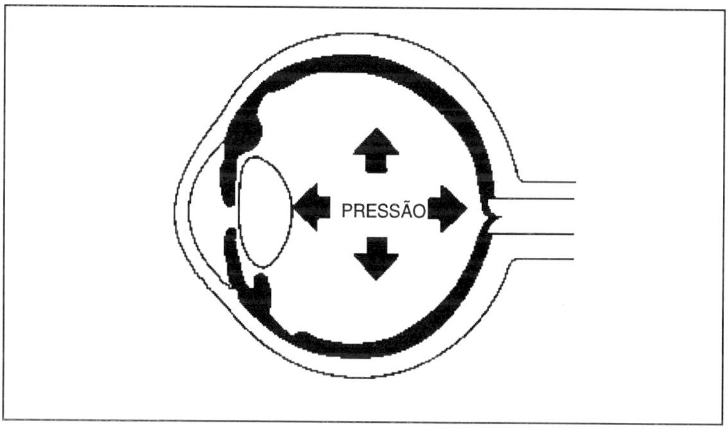

Figura 4: Aumento da pressão intra-ocular

tratamento clínico com medicação não mostra resultados. Nos últimos anos foram descobertos vários colírios novos para o tratamento de glaucoma.

O glaucoma agudo provoca dor intensa, enjôo e vômitos; diminui a visão e deixa os olhos muito vermelhos. Esse tipo de glaucoma é considerado de urgência, pois leva à perda súbita da visão. O tratamento nesses casos deve ser cirúrgico.

O mito:

Glaucoma é contagioso.

A verdade

Glaucoma não é contagioso, mas pode ser hereditário. Sua ocorrência é de 2% na população geral com mais de 50 anos e de 10% em pessoas que têm glaucoma na família.

Para se detectar a presença de glaucoma, deve-se medir a pressão ocular pelo menos uma vez ao ano. Os exames para pacientes com glaucoma, além do exame ocular comum, consistem do estudo do nervo óptico, da medida da pressão intra-ocular e do exame do campo visual.

Catarata

Ocorre quando o cristalino – lente biconvexa e transparente, situada atrás da pupila – fica opacificado impedindo a passagem de luz. A sensação é de estar olhando através de um vidro cada vez mais embaçado (fosco).

A catarata só é visível a olho nu em estado muito avançado, estágio em que é possível perceber a menina do olho esbranquiçada. Ela geralmente aparece em pessoas idosas, acima de 50 anos. Porém, como vimos, também pode ocorrer em recém-nascidos (catarata congênita), ou após trauma e ingestão de alguns medicamentos, como corticóides.

O mito:

Catarata é uma pelinha
que cresce na frente do olho.

A verdade

É comum confundir catarata com pterígio, que é o aparecimento de uma membrana espessa na conjuntiva, invadindo a córnea em direção ao centro da pupila.

O pterígio também pode levar à diminuição da visão, se atingir o centro da córnea. Quando muito avançado, sua remoção é feita cirurgicamente.

O mito:

A catarata precisa amadurecer *para ser operada.*

A verdade

O tratamento da catarata é cirúrgico e indicado quando a diminuição da visão afeta tarefas do cotidiano, como trabalhar, dirigir, ler...

O mito:

Consegui diminuir a catarata com o uso de colírios.

A verdade

Não existe nenhum tratamento clínico (colírios ou outro tipo de medicação) que cure ou mesmo retarde a evolução da catarata. Muitas cessam espontaneamente seu desenvolvimento, independente do uso de algum remédio "milagroso". Repetimos que colírios não ajudam a diminuir a catarata.

O mito:

Catarata pode ser operada com raio laser.

A verdade

Não se opera catarata com raio *laser.*

Existem várias técnicas para se operar a catarata, mas todas elas exigem a abertura do globo ocular. Depois de alguns meses da cirurgia, a cápsula do cristalino (que ficou para segurar a lente) pode se opacificar. Aí sim é usado o raio *laser* para fazer um orifício central nessa cápsula.

O mito:

Catarata tem maior incidência no sexo feminino.

A verdade

Catarata ocorre igualmente em homens e mulheres. É uma doença muito comum após os 50 anos de idade e não é contagiosa. Quem tem diabetes, glaucoma, usa muito corticóide ou sofreu trauma ocular corre mais risco de desenvolver catarata.

O mito:

O implante do cristalino artificial é perigoso, pois pode ocorrer rejeição.

A verdade

Normalmente não ocorre rejeição do material implantado. O implante do cristalino artificial só traz benefícios ao olho. Não podemos esquecer de que se passaram anos e anos para que fosse aprovado esse material.

Degeneração senil de mácula (DSM)

Ocorre geralmente depois dos 60 anos de idade e afeta a área central da retina (mácula), que se degenera com a idade. A DSM acarreta baixa acuidade visual central, dificultando principalmente a leitura.

Hoje se relaciona a DSM com a falta de proteção ocular nas prolongadas exposições ao sol. Por isso recomenda-se o uso de óculos escuros para proteger os olhos dos nocivos raios ultravioleta.

O tratamento da DSM é feito com a prescrição de vitaminas específicas para a proteção da retina e através da adaptação de auxílios ópticos para a leitura, como lupa, telelupa, amplificador de imagens etc.

O mito:

Idosos com vista fraca e portadores de DSM devem proteger os olhos forçando-os pouco.

A verdade

É importante lembrar que esforço visual não prejudica os olhos!

Hoje os médicos indicam exercícios físicos para que os músculos das pessoas com mais de 50 anos não atrofiem. Andar, pedalar, nadar etc. são práticas recomendadas.

Essa recomendação também pode ser aplicada aos olhos. Ler, escrever, ver TV, costurar, bordar, tudo o que mantenha os olhos em atividade é saudável para a visão.

Cegueira

As causas mais freqüentes de cegueira dos 20 aos 40 anos de idade são acidentes, que ocorrem no trabalho, em casa ou no trânsito. Usar óculos de proteção sempre que necessário e cinto de segurança nos veículos em movimento são duas maneiras eficazes de prevenção.

O mito:

Diabetes e hipertensão podem levar à cegueira.

A verdade

Diabetes e hipertensão arterial podem levar a lesões no fundo do olho, que são responsáveis por um tipo de cegueira irreversível. Porém, isso pode ser evitado, se diagnosticado e tratado precocemente. Recomenda-se avaliação de fundo de olho pelo menos uma vez ao ano.

O mito:

Fiquei cego após um trauma psicológico.

A verdade

Por incrível que pareça, existe sim cegueira psicológica. Um trauma violento pode deixar uma pessoa cega por algum tempo. Nossa mente é um labirinto, capaz de muitas coisas até hoje inexplicadas.

Nesse caso, procure seu oftalmologista. Ele provavelmente pedirá que você consulte um psicólogo ou psicanalista.

MAIS MITOS E VERDADES

O mito:

Quando queimar os olhos com produtos químicos, lave-os com leite gelado.

A verdade

Quando ocorrer queimadura nos olhos por produto químico, lave-os imediatamente por 20 minutos com água corrente. Em seguida, passe um cotonete molhado (com água), na parte de dentro das pálpebras (inferior e superior). Só depois procure um oftalmologista. Esqueça do leite, da maisena e de outros produtos caseiros.

O ideal seria fazer a lavagem dos olhos com soro fisiológico, mas quase nunca existe um frasco disponível na hora do acidente, e em boas condições. Lembre-se de que o soro fisiológico, uma vez aberto, deve ser acondicionado em geladeira para diminuir a proliferação de microorganismos.

O mito:

Coçar os olhos é normal e não faz mal.

A verdade

É muito perigoso coçar os olhos. Sua estrutura mole, sem ossos no seu interior, faz a pressão do dedo alterar suas estruturas abruptamente, podendo levar ao aumento da pressão ocular, distorção corneana etc.

A repetição desse trauma pode provocar várias doenças, inclusive ceratocone.

O mito:

Coceira nos olhos é sinal de que o olho está sarando.

A verdade

O olho normalmente não coça. Se isso ocorre, pode ser devido à irritação, inflamação ou alergia. A vontade de coçar os olhos nunca é normal; o ato de esfregá-los pode ainda lesar a córnea, a conjuntiva ou a pálpebra.

Para piorar a situação, quando o olho coça, libera uma enzima que aumenta a vontade de coçar. O ditado popular "comer e coçar é só começar" é verdadeiro e tem fundamento científico.

O mito:

Gotas de limão dão brilho aos olhos.

A verdade

Somente colírios podem ser usados nos olhos. Limão não pode ser instilado nos olhos, pois seu sumo é muito ácido e altera a lágrima, irrita a conjuntiva e a córnea. Além de arder muito!

O mito:

Eu lavo meus olhos com água corrente para retirar a sujeira e aliviar os efeitos da poluição.

A verdade

Recomenda-se jogar água de torneira nos olhos abertos somente em casos de queimadura ocular por produtos químicos, como vimos anteriormente.

O uso freqüente de água de torneira ou soro fisiológico nos olhos é prejudicial. A primeira, além de ser contaminada, é irritadiça para os olhos; o segundo pode estar com a data de validade vencida, mal acondicionado, ou mesmo contaminado.

Em caso de irritação ocular, o ideal é fazer compressas com água fria de torneira ou mineral (não gelada, nem com gelo) e, se necessário, usar o colírio prescrito por um oftalmologista.

O mito:

Olhos claros enxergam menos que olhos escuros.

A verdade

A capacidade visual não está relacionada com a cor da íris. Somente a quantidade de luz que entra dentro do olho é maior em olhos de cor clara e menor em olhos de cor escura; assim, quem possui olhos claros tende a ter mais sensibilidade à luz (fotofobia).

O mito:

Franjas longas ou cabelos caindo nos olhos prejudicam a visão.

A verdade

Se você tem uma franja comprida que entra nos olhos e machuca suas córneas, convém cortá-la. Mas se a franja não está roçando seus olhos, não há o que temer.

O mito:

Cortar cebola e alho faz mal aos olhos.

A verdade

Cebola e alho só fazem seus olhos chorarem; não prejudicam a visão. No entanto, não é aconselhável limpar os olhos com as mãos sujas de restos de cebola, pois, além de machucá-los, vai arder muito.

O mito:

Usar maquiagem nos olhos faz mal.

A verdade

Tudo aquilo que você coloca sobre os olhos ou ao redor deles – maquiagem, cremes, rímel, gel anti-rugas etc. – pode prejudicá-los pelo contato. O desenvolvimento de alergia e infecção ocular são os principais problemas que aparecem nesse caso.

Não deixe entrar nenhum produto de maquiagem nos olhos. O mesmo cuidado deve ser tomado com o uso de laquê e de outros produtos para os cabelos.

O mito:

Chorar muito lava os olhos.
Chorar muito seca o reservatório de lágrimas.

A verdade

Chorar muito não acaba com as lágrimas e muito menos lava os olhos. O que pode ocorrer é um inchaço das pálpebras, um avermelhamento dos olhos e um leve ardor, este último devido ao trauma ao se enxugar as lágrimas.

O mito:

É muito difícil estourar um vaso sangüíneo dentro do olho.

A verdade

Se você fizer muito esforço para evacuar, espirrar ou tossir, ocorrerá um aumento de pressão na cabeça que pode levar um vaso sangüíneo dos olhos a estourar, provocando hemorragia e alteração na visão. Convém consultar seu oftalmologista nesses casos.

O mito:

Martelar pregos em casa
não requer cuidados especiais.

A verdade

Além de seus dedos poderem sofrer com uma descuidada martelada, sua visão pode ser prejudicada caso uma micropartícula de metal venha a perfurar seu olho.

É muito perigoso e arriscado atritar metal contra metal. Se você passar por essa situação, use óculos de proteção ou qualquer outro, para que seus olhos permaneçam protegidos.

O mito:

Colírio vicia.

A verdade

Colírios que deixam os olhos menos vermelhos costumam ser vasoconstritores (diminuem o calibre dos vasos sangüíneos). Então, passado o efeito do colírio, normalmente os olhos voltam a ficar vermelhos, levando o paciente a colocar outra gota e assim sucessivamente. Por essa razão, gastam-se vidros e vidros de colírios. Nesse caso não há vício, a pessoa está apenas usando paliativos, porque os colírios tratam os efeitos e não as causas do problema.

O mito:

Todos sabem a maneira correta de usar colírio.

A verdade

A maioria das pessoas não sabe usar colírio corretamente. Siga as recomendações do quadro:

Lembretes e recomendações
• Antes de manusear qualquer colírio, lave bem as mãos. • Use uma gota a cada aplicação – essa é a quantidade que cabe no espaço entre o olho e a pálpebra. • Coloque uma gota do colírio na parte interna da pálpebra inferior e mantenha o olho fechado por 2 minutos, pressionando o canto da pálpebra próximo do nariz. • Para não ocorrer contaminação, a base da tampa do colírio não deve ser apoiada em nenhuma superfície. Coloque-a "deitada" sobre a superfície de apoio. Pelo mesmo motivo, cuidado para não tocar o bico do colírio nos cílios. • Verifique sempre a data de validade do medicamento e jogue fora colírios abertos há muito tempo. • Observe sempre o rótulo do colírio antes de usá-lo, para não fazer confusão com outro medicamento ou mesmo com outros produtos químicos. • A oclusão do olho e a pressão no canto da pálpebra propiciam maior ação do colírio, pois impedem sua evaporação e o seu escoamento para o nariz.

O mito:

Se alguém passar cola do tipo Superbonder nos olhos, nunca mais conseguirá abri-los.

A verdade

Se acidentalmente você passar cola do tipo Superbonder nos olhos, não se desespere! Eles ficarão grudados por volta de uma semana e, depois disso, voltarão ao normal desgrudando-se.

Convém procurar um oftalmologista após conseguir abrir os olhos.

O mito:

As crianças podem ficar brincando à vontade de virar os olhos para lá e para cá.

A verdade

Lembramos que brincar freqüentemente com os olhos, virando-os para dentro, deve ser evitado, pois pode desencadear estrabismo nas crianças predispostas.

RESUMINDO

Televisão, computador, videogame, fax, Internet, CD-ROM, multimídia, *laser*, clonagem... vivemos em busca de inovação! Apesar disso, a evolução tecnológica provoca medo, insegurança e incerteza àqueles que não conseguem entender as descobertas!

É muito compreensível que a maioria da população crie resistências para aceitar "novas verdades". Afinal, assim que se descobre algo "novo", num curto espaço de tempo esse "novo" já se torna "ultrapassado". Não conseguindo acompanhar a velocidade das mudanças, as críticas e as avaliações se tornam inevitáveis, e então nascem os mitos e as crendices populares.

Neste livro tentamos esclarecer algumas idéias que se tem em relação à saúde dos olhos. Lembramos que devemos nos manter cautelosos quanto as crendices populares espalhadas por pessoas que não são da área médica. Seguir um conselho oftalmológico de um amigo ou de um vizinho não só pode dificultar suas atividades diárias, como também prejudicar sua visão.

Consulte seu oftalmologista em qualquer caso de dúvida sobre o funcionamento e a saúde de seus olhos. Apenas um especialista pode fazer o mais seguro diagnóstico para o seu caso particular.

Aceitando o convite da Editora Contexto, docentes das melhores universidades brasileiras redigiram os livros desta coleção especialmente para a nossa realidade, a partir de cuidadosas pesquisas e de longa prática de consultório.
A linguagem direta dos autores orienta com clareza o público brasileiro em relação a temas importantes.
Desmitificando e esclarecendo dúvidas, esta coleção pretende colaborar para que a vida das pessoas seja mais saudável.

Títulos publicados:

A Coluna – João Batista de Miranda e João Francisco Marques Neto
A Menopausa – Hérbene Tolosa
A Próstata – Paulo Palma e Nelson Rodrigues Netto Jr.
Câncer – Juvenal Antunes de Oliveira e Sérgio Luiz Faria
Drogas: maconha, cocaína e crack – Ronaldo Laranjeira, Flávia Jungerman e John Dunn
Gastrite e Úlcera – Frederico Magalhães
Gravidez – José Antonio Marques e Maria de Fátima Duarte
(Im)potência Sexual – Sidney Glina
Incontinência Urinária – Paulo Palma e Viviane Herrmann
Infertilidade – Silvana Chedid
Métodos Anticoncepcionais – Carlos Alberto Petta e Anibal Faúndes
O Alcoolismo – Ronaldo Laranjeira e Ilana Pinsky
O Envelhecimento – Luiz Eugênio Garcez Leme
O Pânico – Dorgival Caetano
O Stress – Marilda Novaes Lipp e Lucia Emmanuel Novaes
Obesidade – Alfredo Halpern
Olhos – Newton Kara José e Regina Carvalho Oliveira
Ouvidos, Nariz e Garganta – Débora Shiotsuki Palma
Problemas da Criança – Jayme Murahovschi
Problemas da Pele – Denise Steiner